AF402158

DE LA NATURE

ET DU

TRAITEMENT DU CROUP

ET DES ANGINES COUENNEUSES

ÉTUDE CLINIQUE ET MISCROSCOPIQUE.

DÉMONTRANT

1° Que les concrétions, source de tous les accidents, sont des produits d'origine parasitaire ou **moisissures**.

2° Que la base du traitement repose sur les applications de topiques parasiticides, médication aussi rationnelle qu'heureuse en pratique,

Par le Dr **N. JODIN**,

Médecin du 9ᵉ Bureau de Bienfaisance de Paris,
Chevalier de la Légion d'Honneur.

PARIS,

ADRIEN DELAHAYE, LIBRAIRE-ÉDITEUR.

PLACE DE L'ÉCOLE DE MÉDECINE, 23.

1859.

A MON AMI

LE DOCTEUR E. BAZIN,

Médecin de l'hôpital Saint-Louis.

Ses belles recherches sur les teignes m'ont inspiré l'idée mère
de ce travail.

N. JODIN.

DU CROUP ET DES ANGINES COUENNEUSES.

La solution de cette double question a paru assez important pour former le sujet du concours ordonné en 1807, par l'Empereur Napoléon 1er.

C'est, en effet, une terrible maladie que le croup; il saisi l'enfant au milieu de ses jeux, et l'étrangle dans les bras de sa mère, qui puise, souvent dans ses derniers embrassements, le germe du même mal ; parfois il acquiert les proportions d'une véritable épidémie ; tous les ans il fait de nombreuses victimes.

Ce concours a mis en travail tout le monde médical ; il a enfanté une centaine de mémoires dans lesquels on trouve l'exposition universelle de la science à cette époque, pouvant se résumer dans les propositions suivantes :

1° Le croup est une maladie qui a pour caractère anatomique la formation d'une fausse membrane dans le conduit aérien, et pour symptômes fonctionnels de la toux et une altération particulière de la voix, avec accès de suffocation. Quelques auteurs admettent le croup sur la seule existence des désordres fonctionnels, sans que les malades qui ont guéri aient rendu de fausses membranes dans le cours de la maladie, sans que les morts en aient présenté à la nécropsie ; ils disent que la formation de la fausse membrane a été empêchée par l'énergie du traitement ou par la rapidité de la mort (1).

2° Cette maladie est distincte de l'ulcère syriaque d'Arétée ou angine gangréneuse qui, lorsqu'elle se présente avec le croup, est considérée comme une complication. Néanmoins, quelques auteurs, ayant observé dans des épidémies d'angine gangréneuse, que le croup avait débuté par la gorge, pour de là s'étendre dans le larynx, confondent les deux maladies, et en cela, nous devons le dire, ils sont d'accord avec l'instinct populaire qui ne voit que la suffocation et la mort, et s'inquiète peu de savoir où siège précisément le produit anatomique.

3° Elle paraît avoir existé de tout temps, bien que la fausse membrane du conduit aérien n'ait été signalée pour la première fois qu'en 1576 par Baillou. C'est à elle qu'il faut rapporter l'*angina gravissima*, le *pulmo repletus* d'Hippocrate. Elle doit avoir été plus fréquente dans la seconde moitié du dernier siècle, si l'on en juge par le grand nombre de mémoires qui ont paru à cette époque.

4° Elle s'est montrée dans des contrées bien différentes, au Nord comme au Midi, à l'Est comme à l'Ouest ; en Suède, en Angleterre, en Allemagne, en France, en Suisse, en Espagne, en Italie, même en Amérique.

L'humidité du climat ou de la saison paraît favoriser son développement.

5° Elle est généralement attribuée à un principe répandu dans l'air.

---

(1) La médecine moderne, plus rigoureuse, a fait de ces cas des pseudo-croups, où viennent prendre place l'asthme aigu de Millar, le spasme de la glotte, etc. L'adjonction de ces pseudo-croups devient une source d'erreur pour les symptômes et la mortalité du croup véritable.

6° Elle est contagieuse pour les uns, non contagieuse pour les autres, qui pourtant admettent la contagion de l'angine gangréneuse.

7° Par tous, la fausse membrane est considérée comme le produit d'une inflammation particulière.

8° Les auteurs sont divisés sur l'action strangulatoire de la fausse membrane ; les uns regardent celle-ci comme la cause unique de la suffocation, agissant à la manière d'un corps étranger ; les autres ne lui accordent qu'une part dans la suffocation, à la production de laquelle ils font aussi concourir, et la tuméfaction inflammatoire, et un état spasmodique.

9° Le traitement se ressent de cette divergence d'opinions. Les premiers dirigent tous leurs moyens thérapeutiques contre la fausse membrane, cherchent à la dissoudre et à la détacher de la muqueuse, avec le calomel à hautes doses, le sulfure de potasse, le polygala ; à l'expulser par les émétiques et la trachéotomie.

Les derniers, conséquents avec leur théorie, et alléguant d'ailleurs, qu'à une fausse membrane expulsée en succède une autre tant que subsiste la cause productrice, l'inflammation, ne reconnaissent pas une grande valeur à tous ces moyens; s'ils en emploient quelques-uns, le mercure ou les émétiques, c'est seulement à titre d'auxiliaires. Ils ajournent le sulfure de potasse comme n'ayant pas fait ses preuves, et condamnent la trachéotomie comme inutile et dangereuse. Ils attaquent l'inflamation par les émissions sanguines, les révulsifs ou dérivatifs, vésicatoires, sinapismes, purgatifs, etc.

10° Le traitement préservatif consiste uniquement en soins hygiéniques ; défendre les enfants contre le froid et l'humidité.

Ce résumé fidèle nous montre que ce concours a été utile ; il a rassemblé toutes les connaissances éparses sur différents points du globe, et les a répandues dans le public médical ; mais c'est le seul fruit qu'il ait produit. Il n'a, comme le dit l'éloquent rapporteur, Royer-Collard, fait éclore aucune de ces idées qui changent la face d'une question et commandent l'admiration des siècles. Il n'a résolu aucune des questions proposées; il n'a pas dévoilé la nature de la maladie; car on n'apprend pas grand chose quand on a dit inflammation particulière. Il n'a pas fixé le traitement, où continue à régner la divergence la plus complète.

On pourrait s'étonner de cette stérilité d'idées dans un concours auquel a pris part l'élite des médecins qui ont compulsé les travaux antérieurs, observé la maladie, expérimenté sur les animaux ; mais l'étonnement cesse quand on réfléchit qu'en médecine comme dans les autres sciences, les idées et les découvertes ne naissent ni à jour fixe ni à commandement; souvent elles se dérobent opiniâtrément aux investigations les plus suivies, aux méditations les plus profondes jusqu'au moment où une circonstance fortuite, la pomme qui tombe aux pieds de Newton, vient déchirer le voile derrière lequel elles se cachaient ; alors elles se présentent d'elles-même à l'observateur, tout étonné de ne pas les avoir trouvées plus tôt.

Dix ans plus tard, un seul homme, M. Bretonneau, a plus fait pour le croup que tous les médecins réunis au concours. L'observation d'une épidémie d'angine maligne qui a régné à Tours de 1818 à 1821, lui en a fourni l'occasion.

Il a commencé à concevoir quelques doutes sur le caractère grangréneux de l'angine en remarquant à une autopsie que le voile du palais enveloppé d'escarres présentait, à une division faite d'arrière en avant, une coupe vermeille entre deux lignes grises superficielles.

Ses doutes se sont fortifiés en voyant pendant la vie toutes les parties molles de l'arrière-bouche qui, couvertes d'escarres avaient paru en fonte putride, et profondément sphacélées, rester à la chute des escarres dans un état d'intégrité parfaite.

Enfin à l'autopsie d'un sujet qui avait présenté une teinte grise de toute l'arrière-bouche et qui avait succombé

avec des symptômes analogues à ceux du croup, il a trouvé
dans le conduit laryngo – trachéal un tuyau de substance membraniforme, blanc, souple, élastique, s'étendant
en bas jusqu'aux dernières bronches et se continuant en haut
avec les escarres qui couvraient encore l'isthme du gosier ;
ces prétendues escarres enlevées, il a vu que la face qui re-
posait sur la muqueuse n'était ni grise, ni noirâtre comme
celle exposée à l'air ; elle avait la consistance, la blancheur
et l'éclat de celle qui avait été retirée de la trachée ; la muqueuse n'offrait pas la moindre trace d'altération gangréneuse ; des taches rouges et pointillées elles-mêmes de rouge
plus foncé, sans érosion, sans épaississement de tissu, étaient
les seules marques d'inflammation qu'on pût observer ; la
rougeur était encore moins prononcée dans la trachée.

L'observation continuée pendant tout le cours de l'épidémie lui a constamment donné les mêmes résultats. Toujours,
un seul cas excepté, la fausse membrane du conduit laryngé
a été consécutive aux concrétions de la gorge.

Il en a tiré les conclusions suivantes :

1° Le caractère gangréneux des concrétions de la gorge
dans les angines malignes n'est qu'apparent ; cette apparence tient à une décomposition putride favorisée par la
chaleur humide de la bouche et par l'action de l'air.

2° Ces concrétions sont au fond des fausses membranes
tout à fait identiques à celles du croup, qui n'en sont que
l'extension.

3° L'identité des affections conduit à celle de la maladie.

4° Cette maladie est une phlegmasie spécifique, consécutive à une diathèse, et pour laquelle il propose le nom de
diphthérite, destiné à la distinguer des autres inflamma-
tions.

Le traitement qu'il a institué est tout à fait en désaccord
avec la nature qu'il attribue à la maladie ; car, après bien des
hésitations, il est vrai, il abandonne les émissions sanguines
rationnellement indiquées par la phlegmasie, mais dont il a,
après tant d'autres, constaté les mauvais effets ; il aban-

donne également les émétiques, les vésicatoires et autres
révulsifs comme inefficaces. Il s'attache uniquement aux
topiques caustiques, médication purement empirique, déjà
préconisée par Van Swiéten et longtemps avant lui par Arétée, souvent blâmée et accusée, ainsi que les tractions méca-
niques d'augmenter l'inflammation existante ; mais survi-
vant à toutes les critiques ; car seule elle exerce une action
marquée, incontestable pour enrayer l'extension de la concrétion membraniforme. Quand cette concrétion descendue
dans la gorge n'est plus accessible aux topiques, M. Bretonneau conseille comme dernière ressource le mercure et la
trachéotomie.

Les opinions de M. Bretonneau, acclamées avec enthou-
siasme, ont pris rang dans la science, mais dépouillées de
ce qu'elles avaient de trop absolu.

L'angine maligne ou gangréneuse a d'abord disparu du
cadre nosologique pour faire place à l'angine couenneuse ou
pseudo-membraneuse ; puis on a observé des cas isolés et
même des constitutions épidémiques (hôpital des enfants
1841) où il était impossible de méconnaître le caractère véri-
tablement gangréneux des productions morbides, ou la différence qu'elles présentaient avec les fausses membranes ne
pouvait être attribuée à une décomposition putride; car la
gangrène existait non-seulement dans la gorge mais encore
sur des points où cette cause d'altération ne pouvait être
invoquée, à la surface des vésicatoires, à la vulve.

L'identité de la maladie, que le siége de l'affection fût dans
la gorge ou dans le larynx, a été admise ; mais on a continué
à réserver le nom de croup à l'affection de ce dernier.

On a aussi reconnu que le croup débutait d'emblée par le
larynx plus souvent que ne l'avait vu M. Bretonneau.

En ceci, comme pour la gangrène, M. Bretonneau a dépassé le but, non pour avoir mal observé, rien ne nous
autorise à lui adresser ce reproche, mais pour avoir tiré ses
conclusions d'épidémies qui trop rapprochées par les temps

et les lieux, ne lui ont pas montré toutes les formes de la maladie.

La diathèse et la phlegmasie spécifique ont été acceptées sans discussion, et n'ont jamais été critiquées.

La cautérisation a été diversement accueillie. Elle a été adoptée comme moyen unique de traitement par quelques médecins qui, sans s'inquiéter plus que M. Bretonneau si elle était ou non en désaccord avec la théorie, l'ont appliquée dès le début, énergiquement, et généralement ils ont réussi (1).

Elle a été acceptée avec réserve par la majorité des médecins qui, pour concilier la pratique et la théorie, l'ont ajoutée au traitement en usage; mais peu confiants dans son efficacité et redoutant les escharres étendues ou profondes, ils n'y ont recours que tardivement, alors qu'ils voient l'affection marcher en dépit du traitement antiphlogistique, et l'appliquent timidement, choisissant les caustiques les plus faibles ; ils comptent plus de revers que de succès.

Enfin elle a été attaquée, surtout dans ces dernières années par des médecins qui s'appuyant sur la logique qui ne peut admettre la toute-puissance d'action d'un moyen purement local contre un produit diathésique ou de cause interne, ont renouvelé contre elle la vieille accusation d'ajouter à l'inflammation existante une inflammation artificielle, et la proscrivent d'une manière absolue. Ils conseillent les préparations alcalines, seules capables, disent ils, de détruire la cause première de l'affection, la plasticité du

---

(1) Encouragés par ces succès, ils ont étendu l'application des topiques, à une foule d'exanthèmes étrangers au croup; à l'érysipèle sur lequel ils ont étalé des couches de liquides caustiques ou astringents, autour duquel ils ont tracé avec le nitrate d'argent une barrière infranchissable; ils l'ont étendue à la variole dont ils ont cautérisé les boutons ou voulu étouffer l'éruption sous des masques compresseurs. L'ensemble de ces moyens a été érigé en méthode décorée du nom d'ectrotique. L'observation ultérieure a fait justice de toutes ces prétentions.

sang. Ils ont pour eux la logique ; mais la pratique ne leur est pas favorable.

Aujourd'hui le chlorate de potasse a succédé aux préparations alcalines. Il jouit d'une grande vogue ; il est employé contre une foule de maladies où l'on soupçonne une altération du sang. Viennent les insuccès ; déjà M. Blache et autres ont observé qu'il est sans action contre le croup laryngé, et il sera abandonné à son tour, et la cautérisation reviendra pour être de nouveau attaquée.

Ces attaques, incessamment renouvelées contre la cautérisation lni arrivent fatalement pour une seule cause : elle est en désaccord avec la théorie.

Une médication purement empirique peut se soutenir sans théorie ; il y a tant de choses inexplicables en médecine, l'action du mercure contre la syphilis, celle du quinquina contre l'intoxication paludéenne. Mais toujours la raison se refusera à admettre une médication, quelques succès qu'elle puisse compter d'ailleurs, si elle est en désaccord avec la théorie ; car alors elle implique contradiction, et en médecine, pas plus que dans les autres sciences, il ne peut y avoir de principes contradictoires. Quand on en pose deux face à face, l'un est nécessairement faux. Lequel est ici le faux de la médication ou de la théorie ?

La cautérisation peut invoquer en sa faveur des faits nombreux, incontestables.

Je sais qu'en thérapeutique il est souvent fort difficile de faire la part de la médication et celle de la nature médicatrice ; mais quand l'action d'un agent se répète si constamment et en suit de si près l'application, il faut, bon gré, mal gré, la reconnaître.

La diathèse, nous l'avons dit, a été acceptée sans discussion. Et pourtant, nous allons le voir tout à l'heure ; elle repose sur une base bien fragile ; c'est une hypothèse pure, admise pour expliquer la formation de la fausse membrane et sa dissémination.

La formation de la fausse membrane plaide plutôt contre

que pour la diathèse. Car, dans les cas si variés où elle se produit, on trouve, au lieu de diathèse, une cause locale. Ainsi elle est la terminaison la plus ordinaire des phlegmasies séreuses ; mais alors elle est due uniquement à la disposition anatomique des parties enflammées dont le produit, enfermé dans un sac sans ouverture, ne pouvant être versé librement au-dehors comme celui des phlegmasies cutanées ou muqueuses, s'organise forcément en fausses membranes, quand il n'est pas de nature à déchirer la poche qui le contient. Elle a lieu autour des corps étrangers auxquels elle constitue une enveloppe isolante, à la surface des vésicatoires ou de la muqueuse vésicale chez les sujets qui ont absorbé de la cantharide ; mais là encore, nous retrouvons une cause locale appliquée directement sur la partie affectée ou charriée sur la vessie avec le liquide urinaire. Il n'y a pas l'ombre de diathèse. Dans tous ces cas, il est vrai, la fausse membrane reste circonscrite, ainsi que l'a judicieusement fait remarquer M. Bretonneau. Elle se dissémine dans les affections croupales.

La dissémination, voilà le grand argument qu'on met en avant pour faire admettre une diathèse dans le croup, comme dans les fièvres éruptives.

Au premier abord, cet argument a quelque chose de spécieux ; mais pour peu qu'on y réfléchisse, on voit que la dissémination n'est point un caractère propre aux affections diathésiques. On l'observe également dans des affections de toute autre nature ; dans la gale ou dans les teignes produites par un parasite animal ou végétal. Par conséquent, par elle-même elle ne prouve rien, ni pour, ni contre la diathèse.

Mais si nous allons plus loin, si nous suivons la marche de la dissémination quand elle se répand sur la peau, nous y trouverons une particularité qui fera singulièrement pencher la balance contre la diathèse ; c'est qu'ici l'affection attaque exclusivement la surface des vésicatoires, les piqûres de sangsues ou les bords de la plaie faite à la trachée ; le derrière des oreilles, la vulve, les doigts ou les orteils ulcérés par des engelures. Tout le monde a observé ces faits et a passé outre, sans leur accorder la moindre attention. Je me trompe : on les a fait valoir en faveur de la diathèse. Étrange aveuglement ! personne n'a vu, que dans tous ces points, souvent fort éloignés les uns des autres, des causes diverses : ici la vésication, ou l'instrument tranchant, derrière les oreilles la scrofule, à la vulve l'action des ongles, aux orteils l'ulcération des engelures; que ces causes, dis-je, déterminaient une altération physique, commune, consécutive à la déchirure ou à l'enlèvement de l'épiderme, la dénudation de la peau. Personne n'a vu, ce qui pourtant est clair comme le jour, que cette dénudation préexistant à l'envahissement de la peau par l'affection qui respecte tout ce qui a conservé l'épiderme protecteur , rapproche singulièrement ces affections de toutes les affections inoculables ou de cause externe, et notamment des moisissures des fruits qui, elles aussi n'attaquent que ceux dont l'enveloppe a été lésée, déchirée par un froissement, ou piquée par un ver. Voici donc maintenant que cet argument tiré de la dissémination pour appuyer la diathèse, se retourne et établit contre elle une forte présomption ; car il est certain que les affections cutanées croupales sont identiques à celles des muqueuses avec lesquelles elles se continuent sur les bords des plaies de la trachée, il est probable que sur la muqueuse les choses se passent comme à la peau, bien que le dépouillement épithélial n'y soit pas toujours aussi apparent.

Nous avons dit présomption; dans notre conviction il y a plus. Mais comme on pourrait nous objecter qu'il se passe quelque chose d'analogue dans des affections diathésiques : dans la syphilis, où des piqûres de sangsues prennent le caractère syphilitique; dans la scrofule et le cancer, où des contusions deviennent le point de départ des affections, nous nous contentons, pour le moment, de demander une simple présomption. Tout à l'heure, nous allons la voir se changer en certitude, si, passant au-delà de la dissémination de l'affection, nous embrassons l'étude de la maladie dans son ensemble, déterminé par cette considération, qu'en pathologie il y a des lois qui régissent le développement des maladies; qu'il y a une relation intime entre la marche de celles-ci et la cause qui les a produites; que toutes les maladies d'un même ordre de causes affectent une marche à peu près uniforme, de sorte que l'observation de la marche peut, tout comme l'action du traitement, conduire à la connaissance de la cause.

Si donc entrant franchement dans cette voie, nous interrogeons ici l'étiologie, les désordres fonctionnels et l'évolution anatomique, nous y trouverons des preuves rationnelles suffisantes pour affirmer l'existence et déterminer la nature d'un agent externe comme générateur des affections croupales.

Nous avons été plus loin, et pour ne laisser aucun doute, même aux esprits les plus sceptiques, nous avons demandé au microscope et obtenu des preuves matérielles qui sont venues de tous points confirmer les prévisions rationnelles.

ÉTUDE DE LA MALADIE.

1º *Etiologie.* — Le croup se prend par la respiration et par l'inoculation.

Des observations nombreuses nous offrent des exemples de ce double mode de communication : la maladie a été apportée dans un lieu où elle n'existait pas auparavant, par un individu sorti d'un foyer épidémique et transmise à ceux qui l'ont approché ou qui ont seulement habité la même chambre.

Elle a été respirée par des médecins qui ont veillé au lit des malades (Blache fils, Valleix).

Elle a été inoculée sur la lèvre, dans la bouche ou les fosses nasales du médecin qui cautérisait la gorge (M. Gendron) ou qui pratiquait la trachéotomie (M. Herpin de Tours) par un jet de concrétions lancées par un effort de toux convulsive, et sorties pour le premier de la gorge et pour le second de l'ouverture faite à la trachée.

Elle a été également inoculée sur un pied qui, excorié par des engelures avait trempé dans une flaque d'expuitions rendues par un camarade du sujet attaqué.

Malgré des faits aussi concluants il y a encore des médecins qui n'admettent pas la contagion du croup. Ils objectent que les faits d'inoculations appartiennent à des angines, maladie différente du croup. Cette objection tombe d'elle-même, même en reconnaissant avec eux la différence des deux maladies, devant le fait cité plus haut où l'inoculation a été produite par des fausses membranes laryngo-trachéales; ils allèguent aussi l'insuccès des expériences tentées pour inoculer le croup aux animaux. Cette objection n'a pas plus de valeur que la précédente; elle peut être faite avec autant de raison aux maladies généralement réputées contagieuses, à la variole ou à la gale. Le contage ne suffit pas pour produire la maladie; il faut encore l'aptitude du sujet. Un principe contagieux pour l'homme, ne l'est pas nécessairement pour les animaux. Il y a plus, le même sujet peut être apte à contracter à un temps donné, et devenir réfractaire plus tard et *vice versa*. C'est un fait d'observation vulgaire chez l'homme, nous l'avons expérimenté sur les fruits (1).

---

(1) Des pommes, des noix, des raisins contus ou piqués, ont été placés après la récolte à côté d'oranges moisies et se sont immédiatement recouverts de moisissures. Sur des fruits de la même provenance, conservés jusqu'en mars et avril, et placés dans les mêmes conditions que les précédents, aucune moisissure ne s'est développée. En vain je les ai lacérés ou piqués en tous sens, j'ai secoué sur eux de la poussière de champignons, je les ai gardés plusieurs mois ; ils se sont desséchés ou racornis, mais rien n'a végété. Les fruits couverts de moisissures avaient perdu au bout de quelques mois, une partie de leur volume et les trois quarts de leur poids.

L'observation de l'état physique qui précède ou suit le développement des moisissures sur les fruits, peut servir à faire connaître les conditions de l'économie animale favorables à celui des affections croupales ; les fruits encore pleins d'humidité permettent seuls ce développement. Ceux qui ont perdu cette humidité par l'action du

Enfin en admettant qu'on refuse au croup le caractère contagieux dans le sens de Fracastor, c'est à dire, la faculté de reproduire le germe qui lui a donné naissance, il y a un point sur lequel tout le monde est d'accord, c'est qu'il est contagieux dans le sens hippocratique, c'est qu'il est produit par un principe répandu dans l'air, et cela nous suffit.

2° L'affection se développe sans *fièvre initiale* (1). En compulsant les auteurs qui ont écrit sur le croup, pour savoir ce qu'ils disent à ce sujet, on trouve l'absence de fièvre signalée par Arétée, dont l'observation est restée un modèle d'exactitude, par Alaymus, Heredia, M. Bretonneau et autres. Si la plupart des auteurs parlent de la fièvre, ce n'est que pour manifester leur étonnement de voir si peu de fièvre avec une lésion aussi notable, et des symptômes aussi graves.

Quelques-uns cependant placent la fièvre au nombre des symptômes du croup et accusent jusqu'à ceux qui l'ont signalée d'avoir observé avec trop peu d'attention ou d'avoir vu les choses autrement qu'elles ne sont, entraînés par le besoin d'accommoder les faits à une théorie hypothétique. (Royer-Collard, *Dictionnaire des Sciences Médicales*, art. croup, pag. 423).

Nous pouvons leur renvoyer cette accusation avec d'au-

temps, sont réfractaires. Il me semble qu'on peut en conclure que l'humidité est nécessaire à la nutrition du végétal. Les choses doivent se passer de même chez l'homme. Cette opinion est d'autant plus probable que les affectione croupales sont infiniment plus communes dans l'enfance où la sève est toujours exubérante.

(1) Cette absence de fièvre nous avait frappé longtemps avant que nous eussions entrepris l'étude du croup ; mais elle était restée dans notre esprit comme un fait anormal, sans que nous y eussions attaché aucune signification particulière, jusqu'au moment où l'observation des teignes réunies à l'hôpital Saint-Louis, dans le service de M. Bazin, affections parasitaires qui elles aussi naissent et se développent sans fièvre, a éveillé en nous l'idée de l'analogie qui pouvait exister entre elles et les affections croupales : tel a été le point de départ du travail que nous publions aujourd'hui et que nous avons soumis, le 19 juillet dernier, à l'Académie des sciences.

tant plus de raison que les auteurs accusés n'ont tiré de cette absence de fièvre aucune déduction, sauf peut-être Baillou, qui s'en sert pour éloigner l'idée de pneumonie que faisait supposer l'ensemble des symptômes, tandis que les partisans de la fièvre en ont précisément besoin pour appuyer leur théorie de l'inflammation. Ils disent que c'est une fièvre catarrhale; mais dans toute fièvre catarrhale, coryza, angine ou bronchite, il y a constamment au début avec la fréquence du pouls et la chaleur à la peau, céphalalgie avec lassitude, trouble des facultés intellectuelles, hébétude des sens; tous ces phénomènes morbides durent au moins 24 heures, et une fois dissipés ne reparaissent plus. — On n'observe rien de tout cela dans le croup; ce qu'ils appellent fièvre consiste uniquement en fréquence du pouls, parfois extrême, il est vrai, avec bouffées de chaleur, et sueurs à la face. Mais de leur propre aveu, les facultés intellectuelles et les organes des sens conservent l'intégrité la plus parfaite. Les phénomènes morbides ne se montrent que pendant les accès de suffocation qui sont généralement assez courts; dans les rémissions la fièvre est nulle ou à peine sensible. Qu'à la suite de l'expulsion d'une fausse membrane la respiration redevienne normale, tout cet orage s'apaise; le pouls perd sa fréquence, la peau reprend sa fraîcheur, l'enfant demande à manger, s'amuse sur son lit avec ses joujoux, se lève, va se promener (Magendie, Guersent). Non, tout cela n'est pas de la fièvre, c'est l'état d'un individu essoufflé par une course trop rapide. Avons-nous besoin d'ajouter que tous les jours il se présente aux consultations publiques des enfants ayant la gorge couverte de fausses membranes qui sont venus à pied, qui n'ont pas de fièvre et qui n'en ont jamais eu, au dire des parents; qui n'ont jamais cessé de se lever, de manger, de jouer, alors que depuis plusieurs jours ils avaient un peu de toux avec altération de la voix; quelques uns de ces enfants meurent avant que 24 heures se soient écoulées, et à l'autopsie on trouve tout le conduit aérien rempli de fausses membranes.

La fièvre, il est vrai, peut exister dans le croup à toutes les périodes, même au début; mais elle ne tient jamais au croup lui-même ; elle est toujours symptomatique d'une autre maladie qui peut être préexistante comme la scarlatine, intercurrente comme la pneumonie, ou consécutive comme le phlegmon des ganglions sous-maxillaires, et dans ce dernier cas elle prend précisément le caractère des fièvres de suppuration signalé par tous les auteurs qui admettent la fièvre dans le croup; il suffit d'être averti de ces causes d'erreur pour les éviter. Tout observateur impartial qui rencontrera de la fièvre devra toujours, en cherchant bien, trouver la maladie dont elle n'est que le symptôme.

3° L'*affection locale* se développe d'une manière toute particulière, bien différente de celle des affections diathésiques.

Elle débute par des points blancs, transparents au-dessous et autour desquels on aperçoit une rougeur tout à fait superficielle et sans le moindre gonflement, constituée par une injection vasculaire très fine et par de petites ecchymoses.

Plus tard, ces points s'étalent en tous sens, forment des taches, des stries ou bandelettes qui jettent des ponts, se réunissent et finissent par former des masses plus ou moins étendues, sans que dans tout cela il y ait rien de régulier. En même temps la concrétion s'épaissit, perd sa transparence, change de couleur, devient plus foncée, grise, brune ou noirâtre, l'épaisseur et la coloration étant toujours plus prononcées au centre qu'à la périphérie. La rougeur périphérique marche en quelque sorte au devant de la concrétion, s'accompagne de tuméfaction et forme une sorte de bourrelet qui fait paraître la concrétion enfoncée, et lui donne l'aspect d'un ulcère sordide (*crustam circumveniunt rubor excellens et inflammatio.* Arétée). Cette tuméfaction appartient beaucoup moins à la muqueuse qu'au tissu cellulaire sous-muqueux. Ce bourrelet et la muqueuse sous-jacente saignent au moindre attouchement. Le développement de la concrétion est toujours plus ou moins rapide; quelquefois on la trouve établie sur des parties qui quelques heures auparavant paraissaient parfaitement saines.

La concrétion, d'abord adhérente, finit par se détacher, laisse flotter des lambeaux entourés de matière puriforme, parfois il se forme des abcès sous-muqueux, A l'affection locale et aux accidents locaux qu'elle produit, peuvent se joindre des phénomènes généraux, adynamie ou convulsions.

Preuves rationnelles tirées de cette étude.

1° La contagion suppose l'existence d'un principe morbifique venu du dehors. Ce principe ne peut être qu'un miasme, un virus ou un corps étranger; tous les principes morbifiques extérieurs se rangent nécessairement dans l'une de ces catégories.

Est-ce un miasme? Non.

L'absence de fièvre initiale écarte cette idée. Car tous les miasmes introduits dans l'économie, déterminent constamment, à moins qu'ils ne tuent d'une manière foudroyante, de la réaction fébrile. Ils provoquent aussi, il est vrai, dans la peste par exemple, des bubons auxquels on a voulu assimiler l'engorgement sous-maxillaire des angines couenneuses, et on a fait valoir cet argument en faveur de leur nature miasmatique; mais il n'a aucune valeur, car cet engorgement se rencontre également dans des cas où il n'y a qu'une affaire de pur voisinage, dans l'aine avec des écorchures au pied, dans l'aisselle avec le panaris.

Est-ce un virus? Ici encore l'absence de fièvre repousse l'idée de virus; car la fièvre précède constamment l'apparition des exanthèmes virulents. Cette loi ne souffre aucune exception, quel que soit le virus, quel qu'ait été le mode d'introduction par respiration ou par inoculation. Seulement, dans ce dernier cas, il se fait sur le point où elle a eu lieu un travail préparatoire tout à fait local ; mais toujours la fièvre annonce l'infection générale et précède l'exanthème constitutionnel, quelle qu'ait été la durée de l'incubation, qu'elle ait été de quelques jours comme dans la variole, ou de plusieurs mois comme dans la syphilis ou dans la rage. Nous pouvons ajouter que cet exanthème subit une évolution anatomique qu'on ne rencontre nullement dans l'affection croupale, qui apparaît d'emblée et donne, si l'on peut s'exprimer ainsi, le fruit en même temps que la fleur.

Si ce principe n'est ni un virus, ni un miasme, il doit nécessairement être un corps étranger.

Reste à déterminer si c'est un corps étranger inerte, agissant comme une épine, comme la cantharide ; ou un agent se reproduisant de lui-même. Le caractère extensif de l'affection croupale ne permet pas d'admettre la première supposition, la fausse membrane cantharidique reste circonscrite.

C'est donc un agent se reproduisant de lui-même. Est-il animal ou végétal ?

Rien de plus facile que de décider cette question.

Nous savons que les affections croupales se communiquent le plus souvent sans qu'il y ait eu contact immédiat avec l'individu malade ou avec les objets par lui touchés ; qu'elles n'ont lieu que consécutivement à la dénudation du tégument cutané ou muqueux.

Partant, l'agent producteur ne peut être un parasite animal, qui sans ce contact ne se dépose jamais sur le tégument dont, en revanche, il n'a pas besoin de la dénudation préalable, muni qu'il est d'armes offensives pour la provoquer lui-même.

Cet agent ne peut être qu'un parasite végétal assez léger pour être suspendu dans l'air qui lui sert de véhicule, mais incapable avec ses spores arrondies de s'implanter, s'il ne trouve un sol tout préparé et sans défense.

Ces deux conditions étiologiques nous paraissent indiquer d'autant plus clairement le végétal parasite, que nous les retrouvons précisément dans toutes les affections où la présence d'un végétal est admise comme cause efficiente ; que ces affections se développent sur l'homme, sur d'autres animaux, sur les végétaux, ou sur les fruits.

Ainsi, la communication sans contact immédiat a été observée dans les teignes du cuir chevelu, de la face ou des autres parties du corps; dans la muscardine du ver à soie; dans l'oïdium de la vigne. La dénudation tégumentaire n'a pas été signalée dans les teignes, la muscardine ou l'oïdium de la vigne; mais nous savons qu'il en a été de même pour les affections cutanées croupales; elle a été omise pour la même cause; personne n'y a fait attention. On voit qu'il est impossible qu'elle n'existe pas, pour peu qu'on réfléchisse que les teignes se montrent de préférence sur les scrofuleux qui ont toujours quelque exanthème cutané, à la suite de l'action du rasoir qui manque rarement d'enlever l'épiderme sur quelques points; que l'oïdium de la vigne apparaît, surtout après des coups de soleil qui déchirent les tissus gonflés par l'humidité; que la moisissure des fruits n'attaque jamais que ceux dont l'enveloppe a été froissée par des contusions, ou piquée par un ver. Quand on rencontre une moisissure dans l'intérieur d'un fruit, on est sûr, en cherchant bien, de trouver une communication avec l'air libre. La dénudation a été notée chez les poissons dont le tégument a été contus dans les filets (Ch. Robin, *Saprolegnia ferax*). Une fois cette moisissure implantée, elle présente la plus parfaite ressemblance avec les affections croupales : elle suit exactement la même marche : des points blancs, sorte de poussière, des traînées qui se réunissent; la couleur plus foncée, en vieillissant, devenant brune, d'un vert sale; l'altération de couleur de l'enveloppe marchant au-devant de la moisissure.

Enfin, il n'est pas jusqu'aux phénomènes d'intoxication générale qui ne se retrouvent dans l'altération de saveur qui a envahi tout le fruit, bien que la moisissure soit restée circonscrite à un point.

PREUVES MICROSCOPIQUES.

Je m'entends déjà accuser de présomption pour espérer découvrir le parasite végétal, là où des micrographes fort habiles et plus exercés que moi à manier leur instrument, ont déclaré qu'il n'y avait rien autre chose que des fausses membranes; mais convaincu que j'étais de l'existence du champignon, j'ai pensé que, s'ils ne l'avaient pas trouvé, c'est qu'ils avaient mal cherché, qu'ils s'étaient laissé arrêter par les difficultés inhérentes à l'examen du produit croupal. En effet, on ne peut suivre son développement comme dans la plupart des affections visibles à l'œil nu, ou le regarder à la loupe dans son ensemble avant de le poser délicatement sur le microscope. Il faut, si le sujet est vivant, arracher le produit ou le pêcher au milieu des matières étrangères avec lesquelles il a été expulsé; si le sujet est mort et l'affection toujours plus ou moins ancienne, on doit chercher le parasite au milieu des produits qu'il a créés autour de lui, fausses membranes et pus. J'ai eu besoin de toute la patience que me donnait ma conviction pour ne pas me laisser rebuter par toutes ces difficultés.

Les premiers sujets qui se sont offerts à mon observation, étaient atteints, non pas du croup lui-même, mais de ces affections décrites sous les noms de pourriture des gencives et de gangrène de la bouche, où il se forme sur la muqueuse des gencives et des joues, une matière blanchâtre, grisâtre, pultacée, reposant sur une muqueuse tuméfiée, rouge livide, érodée, saignant au moindre attouchement, et finissant par une véritable gangrène. Cette matière pultacée, examinée au microscope, par mon ami le docteur Bazin, connu par ses beaux travaux sur les teignes, a montré un champignon très fin, très pur, et pas autre chose.

L'existence de ce champignon dans une affection considérée depuis Arétée comme étant de même nature que les angines malignes, et depuis M. Bretonneau comme formant le premier anneau de cette chaîne diphthéritique qui peut s'étendre des ouvertures buccale et nasale aux dernières ramifications bronchiques, m'a fortifié dans l'espoir de le rencontrer sur les autres points du conduit aérien, et en même temps m'a fait naître une idée à laquelle je ne pensais nullement, c'est qu'un champignon, aussi devait être cause non-seulement de ces gangrènes de la bouche, des vésicatoires et de la vulve, qui se montrent chez les sujets atteints d'affections croupales, mais encore de celle qui survient à la surface des plaies en suppuration, de la pourriture d'hôpital, qui se comporte exactement comme les affections cutanées croupales (1), j'y ai vu encore l'analogie avec la gangrène consécutive à l'administration du seigle ergoté qui, lui aussi, est le produit d'un champignon parasite.

Plus tard nous avons eu l'occasion de microscoper des concrétions provenant de la gorge, et là encore nous avons retrouvé le champignon, mais plus ou moins mêlé à de la fausse membrane.

Enfin il nous a été donné d'examiner des fausses membranes, appartenant bien certainement au conduit laryngé, car elles étaien t sorties par l'ouverture faite à la trachée. Là les premiers morceaux examinés n'ont montré que de la fausse membrane. Je l'avoue, j'ai eu un moment de défaillance, et me suis demandé si le croup laryngé trachéal n'était pas d'une autre nature que l'angine couenneuse, et si malgré l'opinion de M. Bretonneau, malgré toutes les observations d'extension des fausses membranes de la gorge au larynx, il ne fallait pas continuer avec quelques auteurs à en faire deux maladies distinctes. Mais non, l'examen de fragments autres, pris sur le même produit m'a enfin laissé voir le champignon, mais perdu au milieu des fausses membranes et des globules de pus qui l'enveloppaient de toutes parts; depuis je l'ai retrouvé plus facilement, et moins mêlé, un grand nombre de fois dans le larynx, et quatre fois dans la gorge chez des sujets devenus malades après leurs frères morts du croup laryngé, et qui eux ont guéri, sans que l'affection eût dépassé la gorge, grâce à la promptitude du trai-

---

(1) Pacini, je l'ai lu plus tard dans M. Charles Robin, avait trouvé un champignon dans cette affection ; mais sa découverte, dont sans doute il n'a pas compris la valeur pathogénique, est demeurée stérile et a passé inaperçue.

tement. Enfin j'étais heureux, j'avais trouvé ce que je cherchais, la preuve matérielle des inductions rationnelles tirées de l'étude de la maladie. Un instant pourtant j'ai eu peur d'être dupe d'une illusion qui me faisait voir des spores dans les granulations ou des tubes dans les fibres des fausses membranes.

Mais non, c'étaient bien les spores, telles qu'elles ont été décrites et figurées par les micrographes, telles qu'on les voit dans toutes les moisissures, arrondies ou ovalaires, régulières, isolées ou groupées par deux, trois ou un plus grand nombre, accolées bout à bout, ou réunies par un pédicule plus ou moins court, formant par leur groupement des chaînes d'où se détachent des chaînons secondaires ; c'étaient bien les tubes sporifères contenant des spores dans leur intérieur, en ayant d'accolées sur leur trajet, en laissant sortir par leur extrémité libre ; tubes droits, recourbés, simples ou ramifiés, articulés ou non, entrelacés, enchevêtrés, simulant parfois des grappes de groseilles. Il y avait aussi des tubes vides ou de mycélium. Du reste, il n'y a aucune régularité dans la disposition des tubes pas plus que dans le groupement des spores. Ici encore se continue l'analogie avec les moisissures des fruits ; on peut en juger par les dessins ci-joints où en regard des moisissures humaines ont été placées celles des fruits. Sur celles-ci on a pu suivre l'évolution des champignons : dans le premier âge et plus tard à la superficie des spores seules ; puis des tubes sporifères avec ou sans spores isolées, avec fausse membrane et masse compacte ; puis enfin à tout cela s'ajoutent des tubes vides qui prédominent à la dernière période, et finissent parfois par exister seuls ; il semble que tout le reste ait disparu, que c'est un fruit sec qui a jeté toute sa graine. Il n'y avait donc plus de doute possible ; s'il m'en était resté, ils se seraient dissipés par la lecture de l'ouvrage de M. Ch. Robin (*des végétaux parasites*, etc.) ; j'y ai vu que d'autres avant moi avaient observé dans les voies aériennes des champignons avec des fausses membranes.

Ainsi Remak (1845) a trouvé des fibres de *thallus* rami-
fiées, dans du mucus détaché du voile du palais d'un enfant
mort du croup (Ch. Robin, page 513).

Vogel avance que sur de véritables membranes diphthéri-
tiques exsudées à la surface des muqueuses buccale ou pha-
ryngienne, on trouve quelquefois le champignon du muguet
alors même qu'elles ne forment encore que quelques points
ou petites taches blanches.

Une foule d'auteurs, Eudes Deslongchamps, MM. Rayer et
Montagne, Ch. Robin et autres ont trouvé sur des sujets,
hommes et oiseaux (qui avaient succombé à des maladies
chroniques, généralement à la phthisie) dans toute l'étendue
des voies aériennes, jusque sur la plèvre perforée (M. Rayer),
des champignons divers associés à des fausses membranes.
Ces produits étaient sortis avec les crachats, ou avaient été
trouvés à l'autopsie. Dans ce dernier cas, le champignon
était à la surface, puis venait la fausse membrane interposée
entre lui et la muqueuse plus ou moins altérée, congestée,
souvent ulcérée.

A quoi ont abouti ces précieuses observations entre les
mains des micrographes ? à rien, ils n'ont pas su apprécier
la valeur du trésor qu'ils avaient rencontré.

Des observations qui se rapportaient au croup, celle de
Remak a été considérée comme nulle par M. Ch. Robin, at-
tendu qu'elle est incomplète et ne parle pas des fausses
membranes croupales.

Celle de Vogel a été attaquée par M. Empis, qui, n'ayant
jamais rencontré de champignons sur les fausses membranes
qu'il a microscopées, déclare que Vogel s'est trompé et a
pris pour des fausses membranes des produits qui n'en étaient
pas.

Enfin les observations où la coexistence du champignon
et des fausses membranes a été bien établie, n'ont pas éveillé
l'idée de l'analogie qu'il pouvait y avoir entre ces cas et les
affections croupales ; il y a plus, le champignon a été con-
sidéré comme un épiphénomène, comme un produit déve-

loppé consécutivement à la fausse membrane qui lui sert de sol.

Ils ont, comme on le voit, pris pour l'effet ce que nous considérons comme la cause.

D'où vient cette différence entre eux et nous? évidemment de la manière différente dont nous avons procédé.

Ils ont commencé, et nous avons fini par le microscope; nous n'avons eu recours à cet instrument que pour donner à la théorie rationnelle fondée sur l'étude de la maladie la consécration d'un fait sensible. Ils sont partis, eux, pour explorer un monde nouveau, sans idée préconçue, armés seulement du microscope et ils se sont laissé dominer par le microscope, oubliant ou ne sachant pas qu'il en est de cet instrument, comme de la percussion ou de l'auscultation ; c'est un bon serviteur, mais un mauvais maître ; quand on commence l'étude d'une maladie par ces moyens physiques, et qu'à leur aide on tombe sur une lésion organique, on court grand risque de traiter légèrement, sinon d'omettre l'interrogatoire du malade, et l'étude de l'ensemble de la maladie.

Ainsi on perd la voie qui seule peut conduire à la connaissance de l'évolution de l'affection, et souvent l'on fait fausse route. C'est ce qui est arrivé aux micrographes. Ils n'ont rien vu au delà du champ du microscope, et ont accepté les produits dans l'ordre où ils se sont présentés: le champignon à la surface, puis la fausse membrane interposée entre lui et la muqueuse ; ils en ont conclu que celui ci poussait sur celle là, exactement comme s'ils avaient dit que l'épine enfoncée dans les chairs, est née sur la couche purulente dont elle a provoqué la formation.

Pourtant deux circonstances qu'ils connaissent parfaitement auraient dû les éclairer. 1° Le suintement de matière animale muqueuse ou demi solide que détermine immédiatement la présence du champignon, fait consigné par M. Ch. Robin en plusieurs passages de son livre; 2° les ulcérations de la muqueuse signalées dans tous les cas où ils ont rencontré le champignon. Il est clair comme le jour que ce suintement est le commencement de la fausse membrane, tout comme l'ulcération est la condition favorable à l'implantation du parasite.

Mais non, rien n'a pu leur faire ouvrir les yeux; ils sont restés dans la voie fausse où ils s'étaient engagés, et par l'autorité qui s'attache à leurs travaux justement estimés d'ailleurs, ils ont condamné ceux qui viendront après eux à y entrer et à envisager les choses du même œil : que sous le microscope, ils ne rencontrent que de la fausse membrane, ils se déclareront satisfaits et ne chercheront plus; qu'ils trouvent un champignon, ils le considéreront avec M. Robin comme un épiphénomène sans importance. Peut-être serions-nous tombé dans la même erreur si nous n'avions étudié la maladie et fait nos examens microscopiques avant d'avoir lu son ouvrage.

Une fois averti, il est impossible de ne pas reconnaître que le champignon joue bien le rôle que nous avait fait deviner l'étude de la maladie. Toutes les observations microscopiques que nous avons faites depuis, ont constamment donné les mêmes résultats ; toujours la proportion de fausse membrane relative au champignon d'autant plus grande que l'affection était plus ancienne, et, la proportion renversée dans les affections récentes. Une concrétion prise sur les amygdales d'un sujet malade depuis moins de vingt-quatre heures, et dont le frère avait succombé quinze jours auparavant à un croup laryngé consécutif ne nous a presque offert que du champignon.

Maintenant que l'existence du champignon parasite est bien démontrée, il nous resterait à rechercher s'il n'y a pas plusieurs espèces de champignons, ainsi que semblent le faire présumer la différence qu'on observe dans le caractère des produits matériels, tantôt membraniformes, tantôt gangréneux, et aussi celle des effets sur l'économie, bornés à l'affection locale ou se traduisant par des phénomènes d'intoxication générale. Nous ne savons si le microscope donnera jamais la raison de ces différences ; il est permis d'en douter si l'on songe à ce qui arrive pour les grands champignons dont on peut observer la structure à l'œil nu, et où néanmoins il est si difficile de distinguer les comestibles des vénéneux. Quoi qu'il en soit, c'est une étude à faire; mais comme elle demande beaucoup de temps, nous l'ajournerons, d'autant mieux qu'elle appartient spécialement à l'histoire naturelle et n'intéresse guère le praticien auquel il suffit de connaître la nature de l'affection pour être fixé sur son traitement.

Nous nous contenterons de désigner toutes ces affections parasitaires sous le terme générique de moisissures.

Nous avons adopté ce mot parce qu'il a un sens clair, compris de tout le monde, et qu'il signifie par lui-même et sans commentaires, que pour toutes les végétations, quelque différentes qu'elles puissent être par le sol sur lequel elles se développent, par les formes qu'elles revêtent, par les effets qu'elles déterminent, il y a un mode pathogénique commun, qui permet de les rattacher à une même famille naturelle. Dans cette famille se trouveront réunies toutes les affections muqueuses ou cutanées qui reconnaissent un champignon comme générateur. Les muqueuses fourniront le muguet, la pourriture des gencives, la gangrène de la bouche, les angines couenneuses ou gangréneuses, le croup, le catarrhe croupal des fosses nasales. La peau donnera les affections membraniformes ou gangréneuses, qu'elles soient ou non concomitantes de celles des muqueuses, la gangrène de la vulve, et même la pourriture d'hôpital à laquelle personne n'avait soupçonné une telle parenté.

Si nous faisions une monographie des moisissures, nous devrions établir les genres, espèces ou variétés de cette famille basés sur les différences du siége et des caractères physiques des concrétions ; sur l'absence ou la présence des accidents d'intoxication, etc. Nous nous proposons de faire plus tard cette monographie. Aujourd'hui nous nous contenterons, pour ne pas sortir du cadre que nous nous sommes tracé, de donner la divisision tirée du siége, — division essentiellement pratique; car elle correspond aux divers modes d'application des topiques parasiticides.

Nous en formerons trois catégories :

1° Moisissures sus-laryngées comprenant toutes celles qui envahissent les parties situées au dessus du larynx, bouche, gorge et fosses nasales.

2° Moisissures laryngo-trachéales.

3° Moisissures cutanées.

Nous voici enfin arrivés au traitement.

Avant de l'aborder, qu'il nous soit permis d'exposer en quelques lignes les lumières que la découverte du champignon répand sur divers points de l'histoire du croup jusqu'ici inexplicables.

Nous sortons un peu de notre cadre; mais ces explications, qui d'ailleurs retentissent sur le traitement, nous paraissent trop satisfaisantes pour que nous résistions au désir de les donner.

En étiologie. Nous savons maintenant pourquoi le croup épargne généralement les enfants à la mamelle : le lait que ces enfants avalent continuellement forme sur la muqueuse une sorte d'enduit qui ne permet pas au champignon de s'y implanter; pourquoi il frappe de préférence les scrofuleux et les convaléscents de fièvres éruptives ; les premiers ont des amygdales hypertrophiées qui arrêtent le champignon au passage ; les seconds ont la muqueuse dépouillée de son épithélium protecteur.

En symptomatologie. L'absence de fièvre initiale est toute naturelle dès le moment que la cause est purement externe. Cette absence de fièvre explique comment les affections croupales peuvent se développer d'une manière latente, même dans les parties accessibles à la vue; rien ne vient donner l'éveil, rien ne provoque l'examen des parties affectées, et les parents s'endorment dans une trompeuse sécurité jusqu'au moment où éclatent ces accidents de suffocation, qui font croire aux croups foudroyants ; que l'orage, après s'être apaisé par l'expulsion ou le déplacement de la fausse mem-

brane, reparaisse plus formidable, on admet le croup intermittent. Il n'y a de caractère foudroyant ou intermittent que
dans les symptômes; l'affection, quelque rapide que puisse
être son développement, n'est jamais ni foudroyante ni
intermittente ; elle est toujours progressive et permanente.

En diagnostic, l'absence de fièvre devient un signe précieux sur lequel on ne saurait trop appeler l'attention des
médecins et des parents. Coexistant avec altération de la
voix et toux croupales, elle doit faire soupçonner le croup,
et provoquer l'examen des parties visibles. — Par contre la
présence de fièvre avec les mêmes symptômes éloigne l'idée
de croup, non pas pourtant d'une manière absolue, car nous
savons qu'il peut exister une fièvre symptomatique.

Règle générale, dans aucun cas, on ne doit se dispenser
d'examiner la gorge et toutes les parties accessibles à la vue,
et ce à chaque visite, car nous connaissons la rapidité avec
laquelle se forment parfois les moisissures.

En *pronostic*, la reproduction de la fausse membrane étant
toujours possible tant qu'il existe une spore, ou germe re-
producteur, l'expulsion de la fausse membrane et la cessa-
tion des accidents de suffocation ne suffisent pas pour affirmer
prématurément une guérison qui peut être cruellement dé-
mentie.

TRAITEMENT. Il est enfin fixé et assis sur des bases inébran-
lables; car il repose à la fois sur l'expérience et sur la nature
de la maladie.

Les émissions sanguines tant de fois condamnées par l'expérience, mais toujours ramenées par la théorie de l'inflammation n'ont plus de raison d'être, aujourd'hui que cette
théorie est démontrée fausse, et doivent être définitivement
bannies avec tout leur cortége antiphlogistique, les vésicatoires, qui n'ont d'autre effet que d'agrandir le terrain de
germination du parasite, les sinapismes et les purgatifs qui
sont complétement inutiles. Les topiques seuls restent, dé-
sormais inattaquables, maintenant qu'au fait ils joignent le
droit, que par leur accord avec la nature du mal, ils légiti-

ment les guérisons empiriques obtenues de tout temps ; qu'ils sont en un mot devenus des moyens rationnels. Seuls ils peuvent remplir la première et presque unique indication : *tuer le champignon*. Une fois le champignon mort, tout est à peu près dit ; sa multiplication est arrêtée, ainsi que la formation de tout ce qu'il crée autour de lui ; l'expulsion des produits formés est ensuite chose facile par les seuls efforts de la nature auxquels l'art a rarement besoin de se joindre. Il n'y a pas de cas où l'on puisse appliquer plus justement l'aphorisme : *sublata causa tollitur effectus*, ou l'axiome populaire, *morte la bête, mort le venin*.

Or, on ne peut atteindre le champignon, comme tous les parasites qu'ils soient végétaux ou animaux, qu'ils siégent sur la peau ou sur les muqueuses, que par une application directe de l'agent parasiticide ; en vain vous gorgerez le malade ; en vain vous saturerez l'économie des parasiticides les plus énergiques, vous n'obtiendrez rien. Parfois, il est vrai, on a constaté des effets apparents à la suite de leur administration à l'intérieur, du calomel ou du chlorate de potasse si vanté aujourd'hui ; mais il est facile de démontrer que ces effets doivent être attribués non à l'absorption du médicament, mais à l'action purement topique qu'il exerce en passant sur les concrétions. Je n'en veux pour preuve que la parole de M. Blache, déjà citée plus haut, qui avoue que l'action du chlorate, tonte puissante contre les fausses membranes de la gorge est nulle contre celles du larynx.

Si donc nous conservons cet agent, que ce soit uniquement comme topique.

Il se présente d'ailleurs ici, comme pour la gale ou les teignes, une foule d'agents parasiticides ; nous n'avons que l'embarras du choix.

Les uns, tels que le nitrate d'argent, l'acide chlorhydrique, le cautère actuel déjà employés avec succès contre les affections croupales. Les autres, tels que les solutions de sublimé ou de sulfate de cuivre, non encore appliqués contre ces affections doivent également réussir ; car ils possèdent une vertu para-

siticide démontrée par la pratique de M. Bazin dans le traitement des teignes.

Le nitrate d'argent est infidèle ; car les parties d'abord
touchées forment une sorte de croûte qui empêche l'agent
d'atteindre le champignon dans ses derniers retranchements ;
l'acide chlorhydrique et le cautère actuel étendent souvent
leur action soit en profondeur, soit en surface au-delà des
limites de l'affection ; ce dernier est d'ailleurs effrayant.

Les solutions de sublimé ou de sulfate de cuivre bonnes
pour les teignes peuvent ici être absorbées et déterminer des
accidents d'intoxication.

A tous ces agents infidèles, effrayants ou dangereux nous
préférons le perchlorure de fer liquide; il pénètre complète-
ment le champignon, borne son action à la surface, et peut
être absorbé sans danger.

Nous l'avions choisi, espérant qu'il serait non-seulement
parasiticide, mais encore modificateur de cet état hémorrha-
gique, qui existe constamment autour des moisissures. Le
succès a répondu à notre attente, et jamais, nous pouvons
le dire hardiment, il ne nous a manqué de parole dans les
cas si nombreux où nous l'avons appliqué ; il remplit en outre
la deuxième indication ; car il provoque immédiatement le
besoin de cracher, et par suite l'expulsion des fausses membranes. Après cette expulsion, il reste seulement de la rougeur qui se dissipe au bout de deux ou trois jours pour faire
place à l'état normal.

Notons ici que deux conditions sont indispensables au
succès de l'opération : 1° exercer un certain degré de pression
sur les concrétions; nous savons pour l'avoir souvent observé
à la bouche qu'un liquide parasiticide qui coule simplement
sur elles n'a qu' une action incertaine ; 2° atteindre toute la
moisissure ; un point épargné peut devenir la source d'une
nouvelle poussée.

Nous avons la ferme espérance que l'application des topiques parasiticides sera acceptée par tous les médecins,
même par les plus circonspects, dès le moment où ils seront

convaincus de leur efficacité, ainsi que de leur parfaite innocuité, dès le moment qu'ils n'auront plus devant les yeux la crainte des escarres consécutives aux cautérisations incendiaires.

Moyens d'applications propres à chaque catégorie de moisissures.

Moisissures sus laryngées. Les instruments propres à porter l'agent parasiticide se trouvent partout. Une brosse à dents pour les gencives, un pinceau, de ceux en usage dans la peinture à l'huile pour les autres parties de la bouche et pour la gorge ; ce pinceau pourra être monté sur une tige flexible, une bougie de gomme élastique, lorsqu'il s'agira d'opérer dans les fosses nasales. Le médecin appelé pour ces sortes de cas devra toujours être porteur de ces instruments et du perchlorure de fer. A leur défaut, il improvisera un instrument avec tout ce qui lui tombera sous la main, un bâton à l'extrémité duquel il fixera une éponge ou un tampon de charpie; car nous ne saurions trop le répéter, ici le temps est précieux et le moindre retard peut devenir fatal.

L'instrument imbibé de perchlorure est promené sur toutes les parties affectées qu'il presse fortement ; puis le malade se gargarise avec de l'eau fraîche et crache les détritus détachés ; on réitère les applications et les gargarismes jusqu'à ce que les parties affectées soient entièrement nettoyées; s'il s'agit des fosses nasales les gargarismes seront remplacés par les injections. Si l'opération a atteint la moisissure dans sa totalité, le sujet est guéri; mais il ne faut pas parce qu'on a vu les parties entièrement débarrassées de leurs concrétions, dormir tranquillement et abandonner le malade; il est si facile à une parcelle de moisissures de se cacher derrière la luette, ou les piliers du voile du palais, dans les intervalles des dents ou dans les anfractuosités des fosses nasales et d'échapper ainsi à l'action topique. On doit donc veiller, visiter le malade à des intervalles très rapprochés, et si quelque tache se montre de nouveau, s'il y a persistance de l'écoulement nasal caractéristique, on répétera les

applications parasiticides, et les gargarismes ou injections
d'eau froide, ou si l'on veut de solution de chlorate de potasse,
d'eau de sedlitz ou d'eau de Barèges.

B. *Moisissures laryngo-trachéales.* Ici l'application parasiticide rencontre dans le siége des difficultés très grandes.
Ces difficultés sont-elles insurmontables, et faut-il renoncer
à faire ici ce que nous avons fait pour les précédentes, nous
résignant ainsi à assister les bras croisés à la mort à peu près
certaine du malade, ou à l'abandonner aux chances douteuses
de la trachéotomie ? Ce serait une dure nécessité : avoir une
arme dans la main, et ne pouvoir s'en servir. Il est vrai que
même en admettant l'impossibilité d'agir directement sur
les moisissures laryngées, nous avons déjà beaucoup fait
contre elles, car le traitement parasiticide, qui arrête celles
de la gorge et les empêche de descendre plus bas est préventif pour celles du larynx qui deviendront infiniment plus
rares quand nos idées se seront répandues, quand ce traitement sera réclamé de bonne heure par les parents avertis
du danger qui se cache derrière l'absence de fièvre, et appliqué par les médecins convaincus de son efficacité. Mais enfin
quelque rares qu'elles deviennent, on ne peut espérer de les
voir disparaître complétement; car il y aura toujours des
parents négligents et des médecins inattentifs qui laisseront
aux moisissures de la gorge le temps de descendre dans le
larynx, et à ces cas malheureux il faut d'ailleurs ajouter
ceux que toute la prudence humaine ne saurait prévenir, où
les moisissures laryngées sont primitives. Nous devons donc,
si nous ne voulons rester incomplet, trouver le moyen d'opérer dans le larynx comme dans la gorge.

La difficulté n'est pas de pénétrer dans le larynx, ni
même d'y faire arriver l'agent parasiticide : l'indicateur pro-
tégé contre la morsure des dents par la large bague métal-
lique de M. Loiseau, médecin à Montmartre, arrive jusqu'à
l'épiglotte qu'il relève et sert de conducteur à un tube dont
l'entrée dans le larynx est annoncée par le sifflement de l'air;
par ce tube M. Loiseau introduit des tiges fines, portant à

leur extrémité des curettes contenant du nitrate d'argent solide, ou des éponges imbibées de liquides caustiques ; on peut également y pousser des injections.

L'agent parasiticide est arrivé au siége de la concrétion : mais rien n'est fait si l'on n'a le moyen de remplir les deux conditions exigées pour le succès : toucher tout et exercer la pression nécessaire.

C'est là que git la grande difficulté; car ici où l'on ignore l'étendue réelle de l'affection, il faut, pour être certain de réussir, toucher tout le conduit aérien.

Cette opération est impraticable avec le crayon de nitrate d'argent solide qui présente en outre le danger particulier de se casser ; — elle l'est également avec les éponges ou pinceaux, qui, pour toucher une aussi vaste surface devraient être chargés plusieurs fois et nécessiter une succession d'introductions difficiles à supporter ; — les injections rempliraient à merveille l'indication si elles pouvaient presser, et si l'on n'avait d'ailleurs à redouter une suffocation mortelle.

Nous savons que M. Loiseau cite des guérisons obtenues par ses procédés, et ce en présence d'un juge compétent, de M. Trousseau; mais ce que nous avons vu à la bouche et dans la gorge nous autorise à penser que s'il a réussi, c'est qu'il a eu affaire à des cas où la moisissure était bornée à un point, et que par hasard il est tombé juste sur le point affecté. Il doit échouer dans tous ceux où l'affection est généralisée. Dans ces cas nous ne voyons qu'un moyen d'arriver. Il faut renoncer aux voies naturelles, et se décider à en pratiquer une artificielle par la trachéotomie aussitôt que l'existence du croup laryngien sera constatée, et pour cette constatation le tube dont nous avons parlé plus haut, et qui ramène des fausses membranes offre une précieuse ressource.

La trachéotomie nous donne une ouverture par laquelle nous pouvons, tout à notre aise, introduire des éponges, pinceaux, ou écouvillons qui, imbibés de liquide parasiticide, iront successivemont de bas en haut et de haut en bas nettoyer tout le conduit aérien.

On hésitera d'autant moins à pratiquer la trachéotomie qu'elle n'est point par elle-même une opération dangereuse. Les malades qui succombent après la trachéotomie, meurent non de l'opération ou de ses suites, mais bien des progrès incessants de la concrétion membraniforme ; ils meurent non parce qu'ils ont été opérés, mais parce qu'ils l'ont été trop tard, ou qu'on n'a pas tiré de l'opération tout le fruit qu'elle peut donner. On n'a vu dans cette ouverture faite au canal aérien qu'une voie ouverte à la sortie des fausses membranes; on n'a pas vu qu'elle pouvait aussi servir à introduire les agents parasiticides propres à en empêcher la reproduction.

Sans les topiques parasiticides, la trachéotomie peut amener des guérisons et il y en a de nombreux exemples ; car elle laisse sortir les fausses membranes au fur et à mesure de leur formation, et la nature peut finir par en éliminer le principe générateur.

Avec les topiques, la guérison doit être plus prompte et plus fréquente ; mais on ne peut se le dissimuler, elle ne sera jamais certaine; car il sera toujours fort difficile d'atteindre en totalité une moisissure qui peut s'étendre jusqu'aux dernières ramifications bronchiques et en admettant qu'on y parvienne, il peut encore rester comme cause de mort les complications de phlegmasie pulmonaire.

Jusqu'ici il n'y a de certitude que pour l'arrêt des moisissures sus-laryngées; mais cet arrêt est à lui seul un beau résultat de la découverte du parasite, car nous ne saurions trop le répéter, il est préventif comme les moisissures laryngées.

C. *Moisissures cutanées*. L'application parasiticide est d'une facilité si grande que nous n'en aurions pas parlé, si nous n'avions voulu signaler à l'attention des chirurgiens deux moisissures le plus souvent indépendantes de celles des muqueuses : la gangrène de la vulve et la pourriture d'hôpital qui parfois dévorent les tissus avec une rapidité effrayante; nous n'avons jamais opéré sur elles; mais nous croyons ne

pas trop nous avancer en prédisant qu'ici encore le perchlorure de fer doit réussir et amener une guérison prompte
qu'aujourd'hni l'on n'achète le plus souvent qu'au prix des
tortures du fer rouge et de la perte de substance consécutive à son application.

Ces applications de topiques parasiticides, aidées d'un bon
régime, nourriture substantielle, vin généreux, etc., suffi-
ront toujours pour amener la guérison dans la majorité des
cas où toute la maladie se borne à l'affection locale.

Mais on peut en rencontrer où, par suite du retard apporté
à l'application des topiques, ou par le caractère particulier de
la maladie, il se declare des phénomènes d'intoxication générale : apathie, somnolence ou tendance invincible au som-
meil, inappétence ou nausées ; oppression, défaillances ou syn-
copes, palpitations, faiblesse et rareté du pouls, sensation de
froid, altération graduelle de la coloration de la face qu
prend une teinte jaune ou plombée. Alors il faut, si l'on ne
veut s'exposer à voir périr le malade au moment où la dis-
parition de l'affection locale semblait promettre une guérison certaine, recourir à des moyens généraux.

1° Stimuler les fonctions de la peau par des frictions aro-
matiques, des bains alcalins ou sulfureux ; donner des purgatifs salins, des lavements purgatifs.

2° Administrer à l'intérieur des toniques, du vin de quinquina, du sulfate de quinine, si la sensation de froid affecte
de la périodicité.

3° Avant tout, il faut alimenter le malade, et ce, malgré
la répugnance qu'il manifeste, soit à cause de l'inappétence,
soit parce qu'il redoute la douleur que lui fait éprouver le
passage des aliments dans la gorge. Sur ce point, nous par-
tageons complétement les idées de M. le professeur Trousseau. Dans la convalescence, il sera bon, si la chose est
praticable, d'éloigner le sujet du lieu où il a contracté sa
maladie, de l'envoyer à la campagne.

Le *Traitement préservatif,* est celui de toutes les maladies contagieuses. Il a été formulé avec concision par Carnevale.

Cede cito, longinquus abi, serusque reverte.

Le conseil est bon, mais tout le monde ne peut pas le suivre; car la tendresse maternelle et l'humanité ne permettent ni aux parents, ni aux médecins, d'abandonner les malades. Nous croyons donc convenable de leur conseiller quelques mesures de précaution.

Les parents ou gardes malades se gargariseront plusieurs fois par jour avec des eaux sulfureuses, *eaux bonnes*, ou de *Labassère*. Leur gorge sera examinée à chaque visite du médecin, et touchée avec le perchlorure de fer à la première apparence de concrétion membraniforme.

Le médecin, avant d'opérer, protègera ses organes visuels par de larges lunettes, et après l'opération se lavera soigneusement les mains et toutes les parties du corps sur lesquelles auraient pu être lancées des concrétions morbifères.

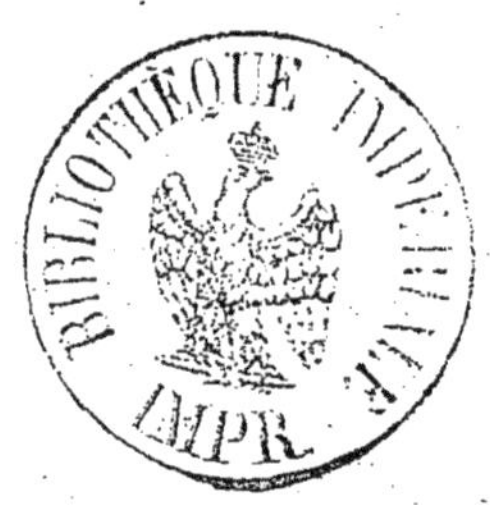

Paris, Imp. de Moquet, rue de la Harpe, 92.

9 782019 275648